Dᴿ H. HENROT

RECHERCHES DES CAUSES

DE

L'ÉPIDÉMIE DE FIÈVRE TYPHOÏDE

QUI SÉVIT

SUR LA BRIGADE DE CAVALERIE DE REIMS

EN SEPTEMBRE & OCTOBRE 1895

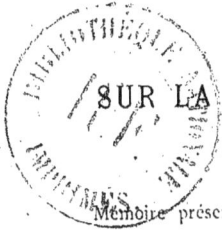

Mémoire présenté à la Société d'Hygiène publique de Reims, dans sa Séance
du 25 Octobre 1895

Par le Dʳ H. HENROT

Professeur à l'École de Médecine de Reims

Correspondant de l'Académie

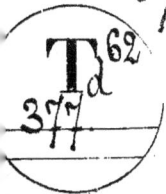

REIMS. — MATOT-BRAINE
Imprimeur-Éditeur

RECHERCHE DES CAUSES DE L'ÉPIDÉMIE DE FIÈVRE TYPHOÏDE QUI SÉVIT SUR LA BRIGADE DE CAVALERIE DE REIMS, EN SEPTEMBRE ET OCTOBRE 1895.

Mémoire présenté à la Société d'Hygiène publique de Reims, dans sa Séance du 25 octobre 1895.

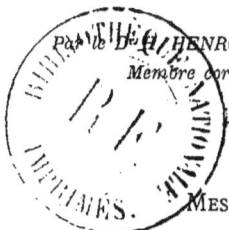

Par le D' H. HENROT, *Professeur à l'École de Médecine de Reims,*
Membre correspondant de l'Académie de Médecine

———

MESSIEURS,

Il y a quelques jours, notre président venait me trouver, désespéré de n'avoir pas une seule communication à mettre à l'ordre du jour de la prochaine séance de notre société. Il parlait de dissolution ; je lui répliquai que notre société ne pouvait disparaître quand il y avait pour elle ici même une question très importante à éclaircir : l'examen des causes probables de l'épidémie actuelle de fièvre typhoïde. Sans avoir d'idée absolument arrêtée sur cette question qui vient d'être l'objet, le 16 octobre, d'une communication de M. le D' Hoël à la Société médicale (communication que j'ai le regret de n'avoir pu entendre étant arrivé à la fin de cette lecture), j'ai pensé qu'elle pouvait être utilement soulevée à la Société d'hygiène qui repose sur des bases plus larges que la Société médicale, puisqu'elle compte, dans son sein, des architectes et des ingénieurs très distingués.

*
* *

Quand il s'est agi de construire des casernes de cavalerie, l'Administration municipale avait proposé un vaste terrain situé sur le côté droit de la route de Châlons, entre cette route et le chemin de Taissy ; ce terrain qui devait être relié à l'égout transversal supérieur avait deux inconvénients qui le firent rejeter par l'autorité militaire : une déclivité beaucoup trop grande, et un sol en partie miné par des crayères. Le génie choisit un superbe emplacement sur le chemin de la Procession, aujourd'hui boulevard Pommery ; ce terrain était très bien placé, à un niveau supérieur à celui de la ville, sur un sol perméable constitué par une mince couche de terre arable, une couche de 1 mètre à 1 mètre 50 de grève et enfin par le terrain crayeux qui, à ce point, doit avoir 2 ou 300 mètres d'épaisseur.

Lors des constructions, on n'a trouvé aucune trace d'ancien cimetière et nous ne nous souvenons pas avoir vu dans ces endroits de dépôts d'immondices ; le terrain était du reste parfaitement assaini par une culture intensive. On sait que les plantes, par les racines qui pénètrent dans le sol, y favorisent l'accès de l'air et la nitrification de toutes les matières organiques, la terre cultivée étant par excellence le grand épurateur de tous les déchets provenant de l'homme et des animaux.

Avant que l'État prit possession de ces terrains, le propriétaire les avait fumés avec du fumier, des engrais chimiques et de l'engrais humain ; il est vraisemblable que ces engrais n'avaient pas pénétré au-dessous de la terre arable, et que la végétation les avait certainement transformés.

Dans les tranchées qui ont été faites de tous les côtés pour établir les fondations des divers bâtiments, on n'a trouvé nulle part (au moins à notre connaissance, et pendant la construction, nous ne restions jamais plus de 15 jours sans aller visiter les travaux) des bancs de terres argileuses qui auraient pu constituer une cuvette où, sous l'action de pluies continues ou torrentielles, les matières organiques auraient pu pénétrer plus profondément dans le sol et s'accumuler pour constituer ce que l'on appelle un marais souterrain. On n'a rapporté de terres que pour le nivellement des cours, celles-ci prises à l'extrémité du boulevard Pommery, étaient des terres crayeuses provenant de fouilles et non des terres recueillies à la surface du sol, où elles auraient pu être salies de différentes façons.

Si donc, au moment d'une grande abondance d'eau, le banc de terre arable et la grève avaient été traversés, ces eaux se seraient infiltrées dans la craie dont le pouvoir absorbant est si considérable, que dans des expériences qui ont été faites à Reims même, on a pu faire absorber dans une année une colonne d'eau de 40 mètres de hauteur, par mètre superficiel. La perméabilité du sol semble donc écarter toute cause d'insalubrité de ce côté.

L'emplacement de ces casernes ne se trouve pas non plus dans la direction du courant souterrain qui, du Mont de Berru, traverse la vallée pour aboutir dans le voisinage de la source des Trois-Fontaines, au faubourg de Laon.

Constructions :

Elles ont été faites avec des matériaux neufs ; on n'a nulle part utilisé de blocailles provenant, par exemple, de démolition de fosses d'aisances, les matériaux arrivaient par une voie ferrée qui les transportait du canal au-dessus du moulin d'Huon, directement sur le chantier.

L'Administration de la guerre avait demandé à l'Administration municipale d'établir le tout-à-l'égout, celle-ci n'a pu accepter cette proposition, parce qu'elle a pensé que cette question devait rester en suspens jusqu'au moment où la Ville, après avoir complété son système fontainier, aurait à sa disposition une quantité d'eau suffisante pour assurer le service d'une façon certaine, en tout temps, et surtout pendant les sécheresses de l'été.

Toutefois, un égout fut établi aux frais de la Ville ; celui-ci prend les eaux dans l'intérieur des casernes, et les conduit par l'avenue de la Suippe et la rue Gerbert dans l'égout transversal supérieur, rue du Barbâtre. Les bouches situées dans les casernes, et qui se trouvent par conséquent aux points élevés, doivent certainement être munies de syphons pour qu'elles ne fassent pas appel, et n'amènent pas dans les casernes, l'atmosphère toujours viciée des égouts. Cet égout ne communique pas avec l'égout du boulevard Cérès qui finit en face de la porte d'entrée de la caserne Colbert et qui reçoit les eaux surchauffées qui sortent de l'établissement des Anglais, dont les vapeurs, fortement chargées de suin, sont souvent si désagréables. Les casernes de cavalerie ne peuvent être incommodées par ces odeurs, puisqu'il n'y a aucune communication entre les deux égouts.

Le système de latrines adopté par le génie est le système Goux. Les tinettes mobiles sont, paraît-il, vidées deux fois par jour. Comment se fait l'occlusion entre ces tinettes, les cabinets, les chambres et les dortoirs, c'est là un détail intérieur important, qui a été certainement surveillé par l'autorité militaire, et sur lequel nous n'avons pas de renseignements précis. Comment se fait le chargement de ces tinettes qui doivent contenir une notable quantité de sulfate de fer ; une surveillance de tous les instants peut seule répondre que l'entrepreneur ne fait pas d'économie sur les antiseptiques que d'après son traité il doit employer.

Ces tinettes sont transportées à l'extrémité du Faubourg de Laon, à gauche de la route nationale, sur le territoire de La Neuvillette. Les matières qu'elles renferment, mêlées à de la menue-paille, à des déchets de laine et à du sulfate de fer, sont emmagasinées, jusqu'au moment où elles sont achetées et enlevées par les cultivateurs. Il y a quelques années, cet établissement était installé d'une façon déplorable, les odeurs incommodaient les voisins ; nous l'avons visité plusieurs fois, et un certain jour, en plein été, nous n'avons pu y séjourner, même quelques instants, sans nous couvrir la bouche et le nez de plusieurs mouchoirs ; des milliers de grosses mouches recouvraient tous les dépôts disséminés dans cette cour infecte. A la suite d'une délibération du Conseil d'Hygiène de l'arrondissement, les choses se sont améliorées. Depuis quelque temps, nous n'avons plus reçu de plaintes des voisins, mais nous ne savons pas si les tinettes sont l'objet d'une surveillance constante et sérieuse.

Ce dépôt de matières fécales, contenant certainement des selles typhiques, a-t-il contribué dans une mesure, au développement des fièvres typhoïdes au faubourg de Laon ? Cette question reste à examiner, car dans ce faubourg, les causes sont multiples. Nous connaissons des foyers locaux dus à l'entêtement de certains habitants qui persistent à boire de l'eau qu'ils savent mauvaise, au lieu de faire quelques pas pour s'en procurer d'excellente aux fontaines publiques. Il sera intéressant d'entreprendre une étude microbiologique pour savoir ce que deviennent les bacilles d'Eberth dans ces amoncellements de matières putrides. Le bacille s'y développe-t-il ou s'y détruit-il ? c'est là une étude difficile que nous demanderons de poursuivre à notre directeur de laboratoire de Bactériologie, aussitôt que celui-ci sera installé.

Il y a donc lieu, de la part de l'autorité militaire, d'exercer une surveillance constante sur les syphons de l'égout et sur le fonctionnement des tinettes mobiles.

Voisinage des établissements classés

Il y a dans le voisinage des casernes, sur la route de Cernay, à 15 ou 1,800 mètres environ, des dépôts d'ordures ménagères ; à 3 kilomètres sur la route de Vitry, un dépôt de vidanges, et enfin, rue du Faubourg-Cérès, à 7 ou 800 mètres, le dépôt des vidanges de M. Marot.

*
* *

Examinons successivement le rôle de chacun de ces établissements dans le développement possible de l'épidémie actuelle.

Les dépôts de Cernay sont constitués par les ordures ménagères recueillies sur la voie publique ; ce sont des débris de légumes, de poissons, de cendres de houille ; ils existaient il y a quelques années au centre du faubourg Cérès, à gauche de la route nationale ; ils n'étaient enlevés que lorsqu'ils étaient pourris, aussi formaient-ils d'immenses amas. Nous avons pu, non pas les faire disparaître, mais les éloigner. Ceux de la route de Cernay sont 15 ou 20 fois moins importants que ceux qui existaient alors ; nous recommandons au Bureau d'hygiène de les surveiller, et au besoin de les faire recouvrir d'une légère couche de chaux.

Les dépôts de vidanges de la route de Vitry sont distants de 4 kilomètres de la place Royale ; il est difficile de les éloigner davantage ; la compagnie des vidanges y opère des mélanges, et y a installé une fabrique de sulfate d'ammoniaque. Cette usine est nécessairement odorante, mais nous ne croyons pas qu'elle soit dangereuse Dès qu'on ne fait pas le tout à l'égout, il faut bien se débarrasser des millions de kilogrammes de matières fécales, résultant chaque année de notre agglomération. Les établissements sont situés au nord-est des casernes, et pendant les mois de septembre et d'octobre, le vent a soufflé surtout du sud-ouest.

L'établissement Marot a été l'objet d'une surveillance continue ;

le Conseil d'hygiène, il y a quelques années, a imposé d'importants travaux ; les fosses ont dû être cimentées à nouveau, mais jusqu'à cette époque toute récente, il est certain que le sous-sol a dû être infecté. Aussi , quoique le niveau d'eau soit à une grande profondeur, l'eau des puits est-elle plus ou moins contaminée sur une assez grande surface. Évidemment, cet établissement, même en admettant qu'il se soit scrupuleusement conformé aux arrêtés du Préfet, ne pourra pas indéfiniment rester dans un quartier qui a pris un accroissement si considérable.

*
* *

Une question domine cette étude. Que deviennent les matières fécales ? Elles sont utilisées par les cultivateurs sous deux formes : la forme solide (système Goux), la forme liquide (établissements de vidanges, Leconte, Marot, compagnie des vidanges, etc.).

L'épandage des matières liquides sur le territoire de Reims ne peut se faire qu'en se conformant à un arrêté municipal ainsi conçu :

ÉPANDAGE DES MATIÈRES FÉCALES SUR LES TERRES

ARRÊTÉ DU 4 NOVEMBRE 1884.

Nous, Maire de la Ville de Reims,

Vu l'article 97 de la loi du 5 Avril 1884 ;

Vu les arrêtés municipaux des 31 Décembre 1791, 8 Mars 1832, 15 Avril 1840, 6 Juillet et 30 Octobre 1854, aux termes desquels il est notamment interdit de répandre des matières fécales sur la voie publique;

Considérant que le déversement de ces matières fraîches sur les terres en culture, à l'air libre, a toujours été toléré comme étant une source de richesses indispensable à l'agriculture ; mais, considérant qu'il est reconnu aujourd'hui par les corps savants que cette pratique est susceptible de déterminer des maladies épidémiques et qu'elle a d'ailleurs donné lieu à des plaintes nombreuses et légitimes ; considérant dès lors qu'il importe de compléter les arrêtés sus-visés en règlementant le déversement des matières fécales sur les terres en culture, à l'air libre, de manière à concilier les exigences de l'hygiène publique avec les intérêts et les besoins de l'agriculture ;

ARRÊTONS CE QUI SUIT :

ARTICLE PREMIER. — Il est défendu de répandre à l'air libre, sur un point quelconque du territoire de la commune de Reims, des matières fécales fraîches provenant directement des fosses d'aisances.

ART. 2. — L'autorisation de fumer les terres avec de l'engrais humain peut être accordée aux cultivateurs sous les conditions suivantes :

1° Une demande écrite sera adressée deux jours à l'avance au Maire par le propriétaire ou le fermier ;

2° Les matières sortant d'une usine spéciale seront seules employées, et pendant le jour seulement, après avoir été suffisamment désinfectées ;

3° La terre destinée à les recevoir devra être labourée 2 ou 3 jours auparavant ; aussitôt le répandage terminé, la terre sera remuée au moyen de la herse, partout où les matières auront été déversées.

ART. 3. — Lors des épidémies, il ne sera accordé aucune autorisation.

ART. 4. — Vu l'urgence, l'autorisation d'exécuter immédiatement le présent arrêté sera demandée à M. le Préfet.

Reims, le 4 Novembre 1884.

Le Maire,

Dr H. HENROT.

Le Préfet de la Marne, Officier de la Légion d'honneur,

Vu l'article 95 de la loi du 5 Avril 1884,

Autorise l'exécution immédiate du présent arrêté.

Châlons, le 18 Novembre 1884.

Pour le Préfet,

Le Secrétaire Général,

Signé : HUMBERT.

SÉANCE DU 10 OCTOBRE 1895

Nous, Maire de la Ville de Reims, Chevalier de la Légion d'honneur,

Vu l'arrêté de la Mairie du 4 Novembre 1884, relatif à l'épandage des matières fécales sur les terres ;

Considérant que cet épandage à proximité des casernes de cavalerie est susceptible de présenter des inconvénients à cause de l'épidémie de fièvre typhoïde qui s'est déclarée dans ces établissements ;

ARRÊTONS CE QUI SUIT :

L'épandage des matières fécales sur les terres est interdit dans la partie du territoire de Reims, située entre la rue de Cernay, le boulevard Pommery, la rue des Crayères, le chemin de Beine, par les Hauts et le chemin de fer de Reims à Châlons.

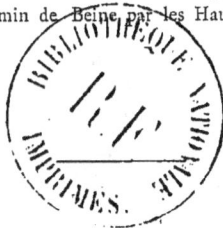

Le Maire,

Dr H. HENROT.

Pendant les mois d'août et de septembre, la Mairie a refusé toutes les demandes d'épandage sur le territoire de Reims, mais les épandages se sont faits sur les territoires voisins, qui excepté du côté Dieu-Lumière, où se trouve le champ de manœuvres, enserrent absolument la ville ; en moyenne, on répand par an, de 170 à 180,000 hectolitres de matières fécales. Depuis que les architectes ont multiplié les waters-closets, c'est-à-dire l'usage de l'eau dans les cabinets, les matières à enlever ont pris un volume 15 ou 20 fois plus considérable. Les fosses que l'on ne vidait avec l'ancien système, que tous les 15 ou 20 ans, doivent, pour le même nombre d'habitants, être vidées tous les ans ou tous les deux ans. Quand les matières étaient solides et avaient une grande valeur comme engrais, sous un volume relativement petit, elles étaient expédiées au loin, soit par voitures, soit par bateaux. Avec la dilution actuelle, ces engrais, dont le pouvoir nutritif est très faible, sous un gros volume, ne peuvent pas supporter de frais de transport pour être utilisés ; les fabricants d'engrais et les cultivateurs recherchent les terres les moins éloignées pour éviter d'augmenter des dépenses hors de proportion avec la valeur nutritive de l'engrais, c'est cette raison qui fait que les engrais humains sont peut-être plus employés qu'autrefois au voisinage de notre ville ; l'amélioration hygiénique considérable obtenue dans la maison, a amené une aggravation pour les habitations disséminées dans les faubourgs.

* *
*

Quand on recherche les causes d'une épidémie de fièvre typhoïde, il faut toujours porter la plus grande attention sur le mode d'évacuation et l'utilisation des produits excrémentitiels, et c'est dans l'examen de ces faits, que l'on trouve les bases d'une étude sérieuse de cet important problème.

Nous ne discuterons pas ici la question de savoir si le bacille typhique est indispensable pour engendrer la fièvre typhoïde, ou si le bacille coli que l'on trouve normalement dans l'intestin, mais qui, dans certaines conditions, devient nocif, peut la faire naître ; cette discussion nous mènerait trop loin : ce qui est certain, c'est que les matières fécales absorbées par les voies digestive ou respiratoire par les être humains, constituent un poison qui se révèle, soit par des accidents de méphitisme aigu, soit par le développement de fièvres typhoïdes à type classique ; qu'elles soient mêlées à l'eau ou mêlées à l'air sous la forme de poussières, la pénétration de ces agents pathogènes détermine des inflammations de l'intestin ; si l'action est passagère, une diarrhée de quelques heures ou de quelques jours pourra suffire pour l'éliminer ; si elle est prolongée, ces agents résorbés détermineront des fièvres muqueuses ou typhoïdes. La fièvre typhoïde, caractérisée par l'ulcération des plaques de Peyer, est une entité morbide bien nette, mais à côté d'elle, il existe des symptômes de méphitisme dont le diagnostic est souvent difficile à poser pour les médecins les plus exercés.

Nous pouvons donc établir que les matières fécales introduites sous une forme quelconque dans l'économie, déterminent un empoisonnement revêtant le plus souvent la forme typhoïde.

Rôle de l'eau

Le plus souvent, c'est par l'usage d'eau altérée que l'on contracte la fièvre typhoïde ; c'est par centaines que l'on pourrait citer des exemples ; celui de Pierrefonds est absolument caractéristique ; à Reims, nous avons vu des épidémies de maisons, dues à la viciation de l'eau ; il y a une dizaine d'années, en constatant 4 ou 5 cas de fièvre typhoïde dans une maison neuve et parfaitement agencée du faubourg Cérès, le Bureau d'hygiène fit faire l'analyse de l'eau qui avait conservé sa limpidité et ses caractères extérieurs, et où il trouva cependant des matières organiques, il fit vider la fosse d'aisances placée à peu de distance, et découvrit une large fissure qui permettait aux liquides de la fosse d'arriver directement dans le puits. Cette fente fut réparée, l'eau des fontaines fut substituée à l'eau de puits, immédiatement, l'épidémie s'arrêta.

L'eau des fontaines, qui alimente seule les casernes de cavalerie, ne saurait être mise en cause ; les soldats du 132e de ligne prennent la même eau et n'ont pas présenté un seul cas de fièvre typhoïde : l'eau analysée chaque semaine est du reste reconnue excellente.

Dans presque toute la ville, les eaux de puits ne sont pas bonnes, quelques-unes sont mauvaises, cela se comprend facilement quand on pense qu'il n'y a qu'une quinzaine d'années que l'on fait examiner les fosses d'aisances; avant cette époque, les 9/10 des fosses n'étaient pas étanches, par conséquent, les matières fécales pouvaient librement filtrer jusqu'à la nappe souterraine et corrompre l'eau des puits.

Dans le quartier Cérés, il reste encore un grand nombre de puits qui continuent à être utilisés. Si les habitants des maisons particulières persistent malgré tous les conseils qu'on leur donne à se laisser infecter, c'est très regrettable, mais dans la circonstance, ils sont les victimes volontaires de leur négligence ou de leur incurie; mais quand il s'agit d'établissements ouverts à tout le monde, la question est toute différente et l'autorité publique devrait être armée pour faire immédiatement cesser un tel état de choses; l'est-elle? la question mérite d'être discutée.

Toutes les denrées alimentaires mises en vente, sont soumises à une surveillance continue : les viandes, qui ont une importance capitale, le poisson, le lait, le gibier, les légumes, les fruits sont examinés par les inspecteurs des comestibles qui ont le droit de les saisir et de détruire tout ce qui est en mauvais état.

Une surveillance d'un autre genre existe pour les médicaments vendus dans les pharmacies, mais pour les vins, les alcools, et les liquides d'une façon générale, ce contrôle n'existe pas.

Pour l'eau, on comprend combien la surveillance serait vaine, si on se contentait de saisir celle qui est de mauvaise qualité, puisque le débitant pourrait immédiatement la remplacer; il faudrait dans ce cas recourir à des mesures beaucoup plus rigoureuses, et pouvoir fermer les établissements qui vendent sous forme de sirops, de limonades, de l'eau de puits portant des germes dangereux : ce serait l'abonnement obligatoire aux eaux de la ville. La question est délicate. La législation en France est très défectueuse au point de vue de l'hygiène, elle ne permet même pas de mettre un écriteau à la porte d'un établissement ouvert au public pour le prévenir qu'il y a un danger de contracter une maladie contagieuse; il y a quelques années, dans un petit débit de boissons de la rue Fléchambault, nous avons vu deux artilleurs contracter une variole dont était atteinte la maîtresse du débit qui couchait dans une chambre communiquant avec le comptoir où se faisait la vente. Comme dans le fait que nous signalons, il y a donc un véritable danger public de tolérer des débits qui vendent de l'eau de puits infectée ; la population civile devrait pourtant être prévenue que dans tel établissement l'eau est dangereuse; nous savons que l'autorité militaire est toute disposée à interdire aux soldats la fréquentation des débits placés dans ces conditions. Cette eau chargée de microbes peut être dangereuse, non seulement sous la forme liquide, mais comme eau de rinçage des bouteilles qui servent à l'allaitement, dans le pain (la partie centrale n'étant pas portée à une température suffisante pour détruire le microbe) et de cent autres façons.

Nous avons fait rechercher le nombre des débits existant dans les quartiers qui avoisinent les casernes de cavalerie ; dans un rayon d'un kilomètre environ, on nous en signale 180, sur lesquels 132 reçoivent exclusivement l'eau des fontaines ; 18 l'eau des fontaines et l'eau de puits, et 30 n'ayant que de l'eau de puits.

Ces eaux, qui ne sont pas toutes dangereuses au même degré (des analyses chimiques et bactériologiques nous renseigneront bientôt d'une façon positive à cet égard) ont donc pu dans une mesure, déterminer des accidents. Cependant une objection se produit immédiatement : les dragons ont peu de liberté, ils sortent à peine deux heures par jour, ils sont moins exposés à boire l'eau de ces puits que les habitants de ces quartiers qui y passent toute la journée et qui n'ont pas été atteints ; l'acclimatement, c'est-à-dire l'habitude qu'ils ont prise d'absorber chaque jour un peu de poison, ne les a pas rendus suffisamment réfractaires pour admettre que les dragons seuls aient pu subir l'influence nocive de ces poisons.

Dans la circonstance, l'eau n'a joué qu'un rôle accessoire, puisque la population civile de ce quartier, qui compte plus de 30,000 habitants est pour ainsi dire restée indemme.

Voici du reste une statistique fournie par le Bureau d'hygiène qui va singulièrement éclaircir l'étiologie de cette épidémie :

Depuis le 1er janvier, on a signalé dans la population civile 95 cas de fièvre typhoïde ainsi répartis :

9, centre de la ville ;

6, 1er canton ;

15, 2e canton. (Les casernes de dragons qui ont près de 100 malades à l'hôpital font partie de ce canton) ;

10, 3e canton ;

55, 4e canton, 30 à droite de l'avenue de Laon, 25 à gauche.

Il y a eu depuis le 1er janvier : 29 décès, 10 chez les militaires, 19 dans la population civile, ceux-ci ainsi répartis :

3 au centre de la ville ;

0, 1er canton ;

3, 2e canton ;

4, 3e canton ;

9, 4e canton.

Du 1er au 22 octobre il n'y a pas eu un seul décès de fièvre typhoïde dans tout le 2e canton, tandis qu'il y en a eu dix dans les deux casernes de dragons.

Devant cette constatation si nette, on ne saurait incriminer exclusivement l'eau de mauvaise qualité que les soldats auraient pu prendre en dehors du quartier.

Laissant l'eau de côté, recherchons si les matières fécales chargées ou non de bacilles d'Eberth ont pu pénétrer dans l'économie par une autre voie, la voie pulmonaire par exemple ; examinons l'action des poussières : 1° dans les chambrées (désinfection insuffisante des paillasses, poussières ramenées des cabinets dans les dortoirs par les chaussures) ; 2° dans les manèges (dont le sol moelleux est peut-être corrompu par des matières végétales souillées (sciure-tan); 3° dans les terres avoisinant les casernes ; et 4° enfin dans les terrains où ont été exécutées les manœuvres de la brigade dans le courant du mois de septembre.

Signalons seulement le rôle de ces différents facteurs dans le développement de l'épidémie, et l'épidémie de dysenterie, occasionnant deux décès en 1893, 4 en 1894 et 6 en 1895.

Cause déterminante

Nous avons vu que si l'on ne déversait pas de matières fécales à moins de 200 mètres des maisons, sur notre territoire, l'épandage se faisait cependant aux alentours de la ville, sur le territoire des villages voisins où notre arrêté n'est pas en vigueur.

En temps ordinaire, ces engrais humains sont déposés dans des terres labourées, où ils sont immédiatement absorbés, et recouverts par le passage de la herse. Cette année, à cause de l'extrême sécheresse et de la dureté de la terre (tellement considérable que dans beaucoup de contrées on n'a pu arracher les betteraves), les matières ont été souvent répandues sur des terres *non labourées ;* au lieu de pénétrer dans le sol, elles se sont *desséchées à la surface ;* si on les avait laissées dans cet état, il est probable que la pluie la plus prochaine les aurait fait pénétrer dans la terre, sans déterminer d'accidents ; malheureusement, c'est précisément à ce moment qu'ont eu lieu sur des terrains ainsi fumés, les manœuvres de brigade de nos deux régiments qui ont causé tout le mal.

Ces 1,600 chevaux, lancés au galop sur ces terrains dangereux, ont réduit en poussière la terre et aussi les matières fécales desséchées qui avaient été déposées à la surface ; leur pénétration et leur absorption par les voies respiratoires a été inévitable ; elles ont déterminé l'infection du sang.

Les faits semblent complètement donner raison à cette manière de voir. Du 1er janvier 1895 au 1er octobre (si les renseignements fournis par le Bureau d'hygiène sont exacts), il n'y a pas eu un seul décès par fièvre typhoïde parmi nos 1,600 dragons, tandis que du 1er octobre au 24 (date où j'ai arrêté la statistique), il y a eu 10 décès sur les 90 ou 95 dragons malades de Reims , auxquels il faut ajouter les soldats qui ont été atteints depuis leur arrivée au camp de Châlons.

La durée de l'incubation de la fièvre typhoïde (c'est-à-dire le moment qui sépare la pénétration de l'agent pathogène de celui où apparaissent les premiers signes pathologiques), n'est pas très exactement connue ; elle varie de quelques jours à 20 ou 25 jours ; en prenant la moyenne de 15 jours, on voit que l'intoxication remonterait précisément à l'époque des manœuvres.

Pourquoi maintenant, y a-t-il plus de malades dans un régiment que dans l'autre ? Cela peut tenir aux endroits différents où ils se sont exercés ; ce sont là des points à éclaircir et sur lesquels nous n'avons aucun renseignement, ne connaissant pas les points exacts où ont eu lieu les exercices qui ont le plus profondément remué la terre et les germes morbides qu'elle contenait.

En résumé, après avoir bien réfléchi aux différentes causes qui ont pu déterminer cette grave épidémie de fièvre typhoïde, et tout en laissant une certaine part aux eaux de puits impures qui ont pu être ingérées, et à l'action des microbes retenus dans les paillasses ou portés dans les chambrées, nous pensons que l'épidémie actuelle, survenue brusquement, peut vraisemblablement avoir son point de départ dans l'absorption par les voies pulmonaires, de matières fécales, exceptionnellement desséchées à la surface du sol.

Ce mode d'absorption du poison pourrait aussi rendre compte des accidents pulmonaires qui, dans ces fièvres typhoïdes, semblent plus intenses que les accidents abdominaux.

De l'exposé beaucoup trop long, mais nécessaire de ces faits, il semble résulter que l'on peut établir une corrélation certaine entre les manœuvres de brigade sur des terres chargées de matières fécales desséchées et pulvérulentes, et le développement de cette épidémie, qui, rapidement, dans l'espace d'une quinzaine de jours a *atteint près de 100 hommes, alors que les soldats de l'infanterie, de l'artillerie et des autres armes sont restés, au moins jusqu'à ce jour, absolument indemnes.*

Nous avons examiné les causes extérieures qui ont pu déterminer la maladie, en laissant de côté le terrain, c'est-à-dire l'être humain qui reçoit le bacille, et les conditions personnelles de fatigue, de surmenage qui rendaient les uns plus accessibles que les autres à l'absorption des gerbes morbides.

Conclusions

Les conséquences pratiques à tirer de cette étude, seraient selon nous les suivantes :

1º Demander à l'autorité militaire une désinfection systématique et complète des casernes (bâtiments et mobilier) et une surveillance et une désinfection continue des latrines (le système Goux réclamant plus que tout autre des soins incessants).

2º Demander à l'autorité municipale d'étendre le plus possible le système fontainier et de rechercher les moyens de s'opposer à la consommation de l'eau viciée dans les établissements de toute nature ouverts au public (débits de boissons, boulangeries, boucheries, charcuteries, laiteries, etc., etc).

3º D'appeler l'attention de MM. les Généraux sur les dangers de faire manœuvrer par les grandes sécheresses, des troupes de cavalerie sur des terres qui ont été fumées avec de l'engrais humain et qui, après l'épandage, n'ont pas subi un labour immédiat.

Annexe

A l'appui de sa communication, M. Henrot dépose sur le bureau :

1º Un plan des égouts ;

2º Un plan indiquant l'emplacement des débits de boissons qui n'ont que de l'eau de puits ;

3º Un plan indiquant l'emplacement des cas de fièvre typhoïde signalés ;

4º Un plan indiquant les rues où se sont produits les décès ;

5º L'état nominatif des débitants en distinguant ceux qui ont de l'eau des fontaines et ceux qui n'ont que de l'eau de puits.

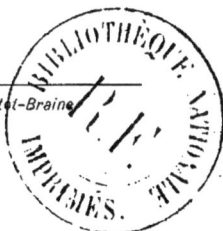

.

www.ingramcontent.com/pod-product-compliance
Lightning Source LLC
Chambersburg PA
CBHW050414210326
41520CB00020B/6592